Tratado sobre venenos y antídotos

Primera edición, febrero de 2026

El Desvelo Ediciones

Javier Fernández Rubio, director

Editorial Almuzara, S. L.
Parque Logístico de Córdoba
Ctra. Palma del Río, km 4
C/8, Nave L2, módulos 6-7, buzón 3
14005 - Córdoba
(+34) 957 467 081

eldesvelo.es
almuzaralibros.com
eldesvelo@almuzaralibros

Título original: *Tratado sobre venenos y la protección contra drogas letales*
Imagen de la página 5: Bajorrelieve en el Congreso de Estados Unidos
Imágenes restantes, sus autores

ISBN: 979-13-87799-43-4
IBIC: MBX, HRJ, 1DSE, 3H
THEMA: MBX; QRJ, 3KL, 1DSE
Depósito Legal: CO-2258-2025
Impreso en España-Gráficas La Paz

MAIMÓNIDES

Tratado sobre venenos y antídotos

Prólogo, edición y notas de Darío Fernández Ruiz

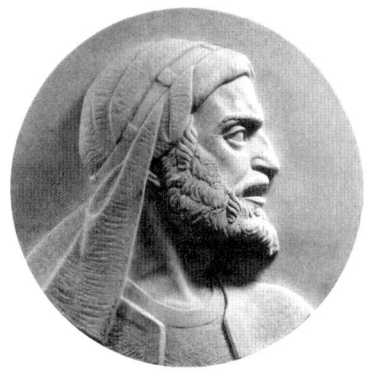

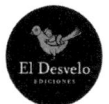

El Desvelo
EDICIONES

A mi padre

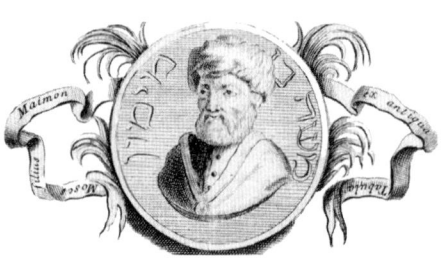

Maimónides, en *Thesaurus antiquitatum sacrarum*, de 1744.

SOBRE ESTA EDICIÓN

La génesis de esta edición obedece a una feliz casualidad. Un día, mi madre vio un vídeo en YouTube que recogía la conferencia que, bajo el título «Maimónides, entre la filosofía y la medicina», D. Mariano Gómez Aranda, investigador del Departamento de Estudios Judíos e Islámicos del CSIC, impartió en la Fundación Juan March de Madrid el 11 de febrero de 2020. En ella, Gómez Aranda mencionaba de pasada que, pese a su importancia, este *Tratado sobre venenos* no contaba aún con una traducción al español. Las palabras de Gómez Aranda y de mi madre me animaron a emprender la tarea. De esa circunstancia fortuita nació este trabajo, que es también y sobre todo un homenaje a mi padre, Darío Fernández Gutiérrez, médico, apasionado lector y devorador de todo escrito relativo a la Historia de la Medicina, fallecido hace pocos meses. A él, que entendía la curación como un acto de conocimiento y de compasión, debo el impulso y el sentido íntimo de esta empresa.

La presente edición se ha realizado a partir del cotejo de la traducción al inglés de Gerrit Bos (*On Poisons and the Protection against Lethal Drugs*, Brigham Young University Press, 2009) y sus correspondencias con las versiones árabe y hebrea y las tres traducciones latinas incluidas en el mismo volumen: la de Armengaud Blaise (París, Sorbona 1031, fols. 171vb-182rb; segunda mitad del siglo XIV), la atribuida a Giovanni da Capua (Todi, Biblioteca comunale 53, fols. 34rb-39vb; primera mitad del siglo XV) y la anónima vaticana (Vaticano, Palat. lat. 1146, fols. 83va-86vb, siglo XIV).

Darío Fernández Ruiz

9

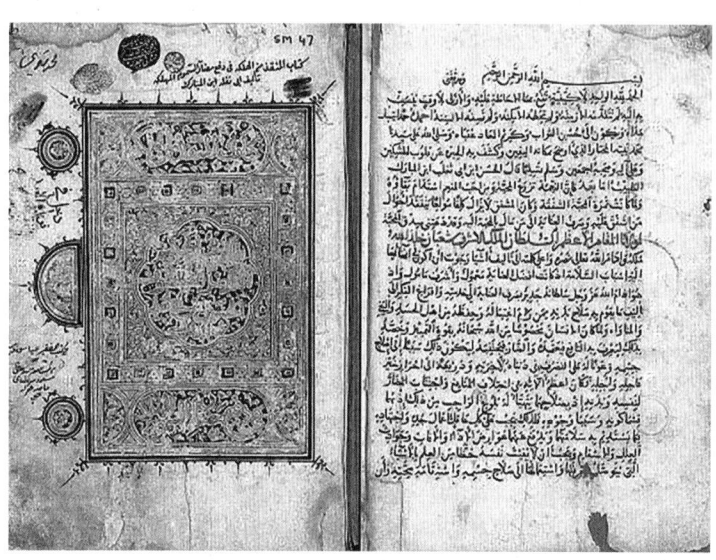

Tratado sobre toxicología de Ibn al-Mubārak, de 1095.

A PROPÓSITO DEL 'TRATADO SOBRE VENENOS Y LA PROTECCIÓN CONTRA DROGAS LETALES' DE MAIMÓNIDES

Darío Fernández Ruiz

Entre los innumerables escritos médicos de la Edad Media, no muchos rebosan la lucidez racional, la compasión del médico y la fe del sabio del *Tratado sobre venenos y la protección contra drogas letales* de Moisés Maimónides que aquí presentamos como *Tratado sobre venenos y antídotos*. Escrita en el Egipto del siglo XII, esta obra —compuesta originalmente en judeoárabe bajo el título *Kitāb al-Sumūm wa-l-Taḥarruz min al-Adwiya al-Qattāla*— ofrece un testimonio singular de la ciencia médica medieval, pero también de una visión del mundo donde la preservación de la vida humana es un acto de piedad y de razón.

Maimónides (Moshé ben Maimón, Abū 'Imrān Mūsā ibn 'Ubayd Allāh ibn Maymūn; Córdoba, 1138-Fustat, Egipto, 13 de diciembre de 1204) fue médico, filósofo y teólogo, y una de las figuras más luminosas del pensamiento medieval. En su juventud, sufrió las persecuciones almohades en su Córdoba natal y el exilio en el Magreb antes de establecerse en Fustat, la actual El Cairo, donde ejerció como médico del visir al-Faḍil y del sultán Saladino. En sus escritos médicos —diez tratados auténticos según el recuento de Fred Rosner (2002)— late un mismo principio: el arte de curar requiere entender al ser humano como un todo donde el cuerpo y el alma cooperan en la conservación del equilibrio vital. En este contexto, el *Tratado sobre venenos* no es un manual de toxicología en el sentido moderno, sino un texto de urgencia, compuesto a petición de su protector al-Faḍil, que solicitaba un compendio de remedios sencillos y accesibles para la población egipcia antes de la llegada del médico (Rosner, 2002, pp. 126-127).

La comprensión unitaria de lo humano que se desprende del *Tratado* procede del proyecto intelectual más vasto de Maimónides: la armonización entre la fe o la ley judía y la cosmovisión empírica/materialista aristotélica, un esfuerzo que precede en casi un siglo al de Tomás de Aquino con el cristianismo. Para nuestro protagonista, la física de Aristóteles —su concepción de la causalidad, la materia y el movimiento— no contradecía la Escritura, sino que ofrecía un lenguaje racional para comprenderla. De ahí que su medicina participe de esa misma aspiración a un orden inteligible del mundo: lo natural y lo sobrenatural no se oponen, sino que se integran en una única economía del sentido.

Ciertamente, el *Tratado* se inscribe en una tradición larga que enlaza con la medicina griega y árabe: Maimónides cita *Antídotos* de Galeno, el *Libro de la medicina* de al-Rāzī y el *Canon* de Avicena, pero selecciona de ellos únicamente los remedios «más simples y disponibles, fáciles de memorizar y preparar» (Ferrario, 2017, p. 37). Su propósito no es compilar erudición sino ofrecer un auxilio inmediato: por eso, aunque menciona repetidas veces las célebres preparaciones de la triaca magna y la de Mitrídates, Maimónides prefiere centrarse en los remedios simples y accesibles, fáciles de preparar y memorizar sin ayuda del médico. La suya es, en definitiva, una medicina al alcance del hombre común, guiada por la observación y la prudencia.

La estructura del texto revela un orden moral además de clínico. La primera parte se dedica a las mordeduras y picaduras venenosas —serpientes, escorpiones, perros rabiosos—; la segunda, a los venenos ingeridos, voluntaria o accidentalmente. Aquí, Maimónides no se limita a establecer una clasificación médica: el paso de lo externo (mordedura) a lo interno (ingesta) sugiere una progresión moral, pues el primer tipo de veneno proviene del entorno, mientras que el segundo lo hace del propio acto humano —sea negligencia o intento de suicidio.

En ambas partes, Maimónides combina precisión empírica y claridad pedagógica: la herida debe atarse, incidirse y succionarse, el aire debe ser limpio, la dieta moderada, el cuerpo mantenido despierto; recomienda evitar los excesos y el descuido, recordando que muchas intoxicaciones proceden de un uso imprudente de medicamentos o alimentos. De nuevo, su exhortación a la prudencia y a la moderación trasciende lo clínico y constituye una ética de la mesura, una constante en su obra médica y filosófica. La austeridad de su tono no está exenta de poesía e incluso en la descripción de las sustancias más letales late un respeto reverencial por la naturaleza, cuya potencia curativa y su poder destructivo son el anverso y el reverso de una misma moneda.

Maimónides insiste en que la función del médico no es solo aplicar remedios, sino preservar el orden natural y espiritual del paciente. El saber médico se presenta como una forma de sabiduría práctica, subordinada a la virtud y a la razón. Por eso, el tratado culmina con una advertencia: cuando el remedio excede las fuerzas del arte, debe intervenir el médico experto; por tanto, el lector debe reconocer sus límites. Esa humildad es, también, una lección moral.

El *Tratado sobre venenos* circuló muy pronto más allá del ámbito islámico y conoció una temprana fortuna en la Europa bajomedieval. Fue traducido al hebreo en dos ocasiones —la primera por Moisés ibn Tibbon en el siglo XIII y la segunda, anónima, atribuida a Zeraḥyah ben Isaac ben She'altiel Ḥen— y circuló también en tres versiones latinas, la primera de ellas, ya citada, realizada por Armengaud Blaise de Montpellier bajo el título *De venenis* y dedicada al papa Clemente V. Las otras dos, una atribuida a Giovanni da Capua y otra de autor anónimo, fueron leídas y citadas por cirujanos como Guy de Chauliac y Henri de Mondeville (Ferrario, 2017, pp. 39-40). Sin embargo, tras esa difusión inicial, el texto no volvió a traducirse durante siglos. Mientras escritos de menor enjundia debidos a un falso Aristóteles eran laboriosamente traducidos al norte de Londres a finales del siglo XIV, el *Tratado* no conoció su primera versión inglesa hasta 1926 —realizada por L. J. Bragman, a partir de la traducción alemana de Moritz Steinschneider (1873)— y solo en 1984 apareció una traducción más rigurosa de Fred Rosner basada en la edición hebrea de Süssman Muntner.

Sobre las razones de este prolongado silencio, solo cabe elucubrar. Por un lado, la naturaleza del *Tratado* —una obra de urgencia, práctica y moral a un tiempo— lo situaba fuera del canon de los grandes compendios teóricos que solían atraer la atención de los traductores. Por otro lado, es muy probable que el desinterés por los textos médicos hebreos y árabes tras la Reconquista limitase su recepción en los reinos peninsulares, mientras que en el ámbito anglosajón el pensamiento de Maimónides fue más valorado por su *Guía de perplejos* que por sus escritos médicos. A estos posibles motivos, en fin, se nos ocurre añadir uno más sutil, derivado de la misma humildad del texto: su carácter de manual destinado al hombre común pudo contribuir a que quedara eclipsado por obras más ambiciosas.

Más allá de todas estas conjeturas, el *Tratado sobre venenos y antídotos* perdura hoy como una meditación sobre la fragilidad humana. En el acto de discernir el remedio en el veneno, Maimónides reconoce una correspondencia profunda entre el cuerpo y el cosmos, algo que procede de la tradición galénica y aviceniana: la teoría de los contrarios que se curan por contrarios (*contraria contrariis curantur*). En esa cosmología médica, cada sustancia dañina contiene un elemento o cualidad que puede ser neutralizada o transformada en virtud de su propia composición. Y en esa intuición —que la luz de la razón puede transmutar la materia del peligro en conocimiento y salvación— reside la vigencia poética y ética de su obra. En definitiva, la medicina es, para Maimónides, el arte de acompañar la vida en su tránsito entre la corrupción y el equilibrio.

Torrelavega, 26 de octubre de 2025.

Página manuscrita de Maimónides.

TRATADO SOBRE VENENOS *y* ANTÍDOTOS

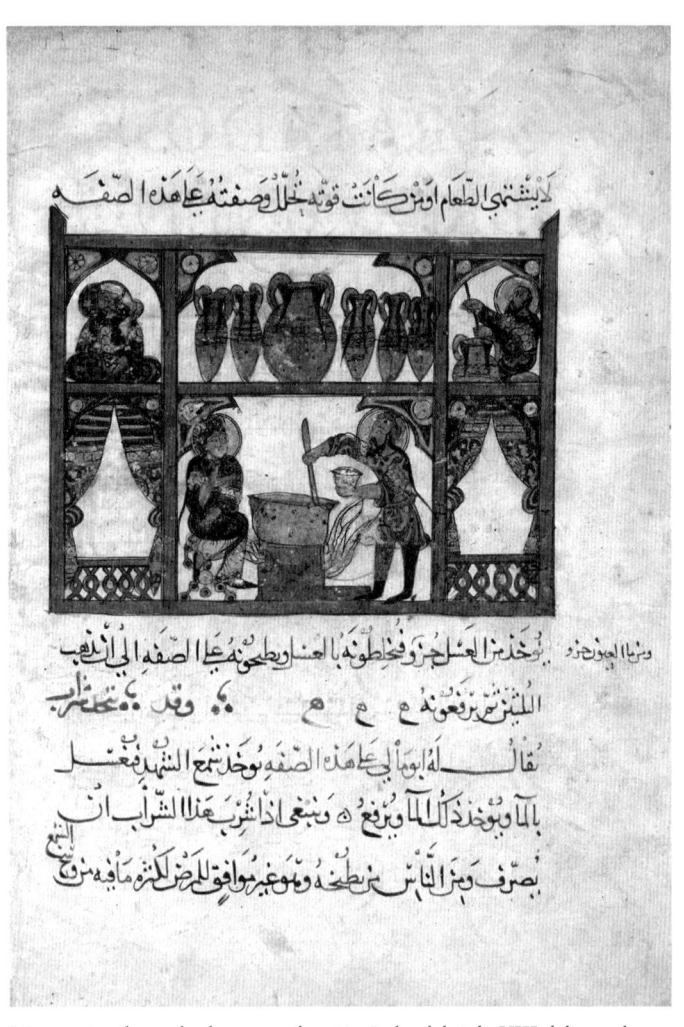

Manuscrito ilustrado de una traducción árabe del siglo XIII del tratado médico clásico *De Materia Medica*, de Dioscórides,

En el nombre de Dios,
el Misericordioso, el Compasivo.
Oh Señor, haz mi tarea fácil por Tu gracia.

Dice Mūsā ibn 'Ubayd Allah de Córdoba: la conducta de nuestro Maestro[1], el Juez más honorable y eminente, que Dios le conceda mucho tiempo, es bien conocida en nuestro tiempo y en nuestro país e incluso en algunos otros países. Igualmente conocido es su esfuerzo en este mundo por compartir cualquier bien que Dios le haya otorgado con todas las personas en general, para guardarlas de cualquier daño y proporcionarles constantemente beneficios, a través de su riqueza, su rango, sus sabias palabras y su consideración de cierto asunto. Con su caridad satisface las necesidades de los pobres e indigentes, cría huérfanos y redime a los prisioneros, construye casas de estudio en las ciudades y aumenta el número de eruditos y estudiantes. Él usa su alta posición —que Dios la eleve aún más— para satisfacer las necesidades de las personas de rango eminente, para proporcionar sustento a los cabezas de familia y para proteger a los hombres de honor contra la desgracia. Con su elocuencia y la pureza de oratoria que Dios le ha concedido y con la que supera a todos los que se sabe que le han precedido, impide que los reyes y gobernantes juzguen principalmente según sus inclinaciones naturales, con las que creen la primera declaración que oyen a expensas de la que aún no han oído, y con las que se apresuran a vengarse y extirpar a un criminal y con las que persiguen sus pasiones para lograr su objetivo de la forma que sea. Ha inclinado sus corazones a comportarse de una manera noble y moral, y así ha salvado de la muerte a personas muy estimadas, no solo a ciertos

---

1. 'Abd al-Raḥīm ibn 'Alī al-Baysānī (Ascalón, Israel 1135-El Cairo 1200), famoso consejero y secretario de Saladino, para quien Maimónides trabajó como médico y a quien dedica este tratado.

individuos, sino a muchos grupos y grandes ciudades. Él ha vigilado a la gente para proteger sus riquezas de los soldados que solo libraban batalla para apoderarse de ellas. Ha protegido a las mujeres contra aquellos que se hicieron con el poder y cuya única intención era deshonrarlas. Y cuántos fuegos de disputas se han desatado entre los creyentes y él los ha extinguido, y cuántos fuegos de guerras contra los politeístas ha encendido y avivado hasta que abrió sus mentes y la palabra de la Unidad de Dios se extendió por todos sus países y las ciudades santas fueron liberadas de la impureza y la palabra de la Unidad de Dios se extendió en ellas.

Todo esto fue realizado por él con la voluntad de Dios, con su lengua y su pluma. Con su noble manera de pensar, actuó con extraordinario ingenio al guiar a los reyes de esos países, de modo que fijó principios de justicia y equidad para que actuaran. Como resultado, su reputación ha sido elevada, su palabra se ha hecho ampliamente conocida, la condición de sus súbditos ha mejorado, y el comportamiento de los habitantes de este país que siguen el consejo de nuestro señor es mejor que el comportamiento de los habitantes de todos los demás países de los que hemos oído hablar. Estas cosas son tan bien conocidas que no hay necesidad de describirlas aquí. Tampoco es el propósito al que me refiero ahora. Las lenguas de los poetas de nuestro tiempo son demasiado débiles y su intelecto demasiado blando para describir la conducta de nuestro Maestro, nunca lograrían su objetivo. Pero lo que me impulsó a escribir este tratado, lo que voy a mencionar, también me animó a comenzar con esta introducción que me estoy esforzando en escribir ahora.

Porque nuestro Maestro, que Dios guarde su poder, al dedicar sus nobles pensamientos al bienestar del pueblo, ordenó a los médicos de Egipto que preparasen la triaca magna[2]

---

2. Antídoto universal compuesto, de tradición galénica, elaborado con decenas de ingredientes vegetales, minerales y animales, considerado en la medicina

o la de Mitrídates[3]. La preparación de estos dos electuarios en la ciudad de El Cairo fue extremadamente difícil ya que ninguna de las hierbas utilizadas para la preparación de la triaca crece en estas tierras, a excepción de la amapola. Como resultado de la ejecución de su orden, estos ingredientes fueron traídos de las tierras más lejanas de Occidente y Oriente. A continuación, se prepararon los dos electuarios y se pusieron a disposición de todos los que pudieran beneficiarse de ellos en opinión de los médicos, pues estos dos remedios no se pueden encontrar en el tesoro de la mayoría de los reyes, y mucho menos en los mercados públicos. Y cuando el suministro de estos dos electuarios se agotaba, o casi, os preocupabais de que se prepararan más. Todo esto se hace rápidamente, gracias al interés que siempre os tomáis en todo lo que es correcto y beneficioso para los seres humanos.

Pero en este tiempo, en el glorioso mes de Ramadán del año 595[4], vos dijisteis a vuestro más humilde siervo: «Ayer se me ocurrió que alguien podría ser mordido por un animal venenoso y que el veneno se extendería por su cuerpo antes de que pudiera tomar la triaca, y así moriría, especialmente si lo mordían durante la noche y solo le alcanzaba por la mañana.

---

griega, árabe y medieval como remedio supremo contra los venenos. Para Maimónides, es un punto de referencia erudito, pero resulta poco práctica para el propósito de su tratado.

3. Mitrídates VI del Ponto (120-63 a. C.), célebre rey y enemigo de Roma, destacó tanto por su poder militar como por su obsesión con los venenos. Buscó inmunizarse ingiriendo pequeñas dosis, práctica que dio origen al término mitridatismo. Su médico Cratevas elaboró la célebre «triaca [o electuario] de Mitrídates», un antídoto universal que simboliza su legado farmacológico y sanador. El DRAE recoge el término «mitridato» y lo define como «electuario compuesto de gran número de ingredientes, que se usó como remedio contra la peste, las fiebres malignas y las mordeduras de animales venenosos».

4. El calendario musulmán (hégira) comienza el 16 de julio del año 622 d.C. del calendario juliano (equivalente al 19 de julio en el gregoriano). Ese es el año 1 AH (Anno Hegirae). Por otra parte, el año islámico es lunar, con unos 354,36 días, es decir, unos 10-11 días más corto que el año solar (gregoriano). Por todo ello, cabe calcular que se corresponde con el año 1198.

También se me ocurrió que estos dos remedios, que son tan difíciles de preparar, se agotarían para casos menores, como las picaduras de escorpión o rutaylāʾ[5], para las cuales bastaría con la combinación de cuatro ingredientes y similares. Por lo tanto, os ordeno que compongáis un tratado, breve y conciso, que trate del tratamiento que se debe dar a la persona mordida con prontitud, y que mencione los medicamentos y alimentos que debe tomar y algunas de las triacas que generalmente son beneficiosas para las personas mordidas, aparte de estas dos triacas, para que se guarden para los casos en que los otros antídotos no sirvan de nada. Indudablemente, nuestro Maestro sabe que todos los médicos antiguos, así como los modernos, compusieron libros sobre este tema y lo trataron extensamente, y que la mayoría de las cosas que decían pasaron por alto a vuestro eminente intelecto durante el estudio de los libros de medicina. Pero su intención, que Dios alargue sus días, era seleccionar los remedios más sencillos y cercanos de lo que decían para que pudieran ser fácilmente recordados y hechos, y para que la información sobre ellos pudiera difundirse entre todas las personas».

Me apresuré a cumplir vuestro mandato, que no puedo dejar de obedecer, y compuse este tratado y lo llamé *Tratado para Fāḍil*[6]. No tenía la intención de presentar algo extraordinario o raro que no hubiera sido registrado o mencionado antes. Más bien, mi intención al obedecer vuestro sublime mandato fue seleccionar algunas declaraciones, pequeñas en número pero grandes en beneficio. Por lo tanto, cuando menciono los remedios simples y beneficiosos en este tratado, no referiré todos los que se han citado. Esto lo evité, ya que la acumulación de medicamentos hace necesariamente que no se puedan recordar y que uno tenga que depender

---

5. Tarántula.
6. Llamado así por al-Qāḍī al-Fāḍil [ʾAbd al-Raḥīm ibn ʿAlī al-Baysānī]. Vid. página 19.

22

de los libros para buscarlos cuando los precise. Sin embargo, una pequeña cantidad de medicamentos sí se puede recordar fácilmente.

Con esto en mente, me esforzaré por mencionar aquellos remedios que son más potentes y que están más fácilmente disponibles en estas regiones. Muchas veces, los médicos citan un medicamento simple y dicen que es beneficioso contra venenos mortales, pero no explican la forma en que debe prepararse ni la dosis adecuada que se debe tomar, asumiendo que el médico tratante estará familiarizado con los métodos generales de aplicación de estos medicamentos. Por lo tanto, los explicaré claramente en este tratado para que uno no necesite también la asistencia de un médico. Del mismo modo, sólo mencionaré aquellos remedios compuestos que se pueden componer fácilmente y que son más beneficiosos.

He dividido este tratado en dos partes:

La primera parte: Sobre las mordeduras de alimañas y algunos animales venenosos.

La segunda parte: Sobre alguien que tomó un veneno mortal.

La primera parte consta de seis capítulos:
El primer capítulo: Sobre el régimen de una persona mordida en general.
El segundo capítulo: Sobre los remedios tópicos simples y compuestos que se ponen en el sitio de la picadura.
El tercer capítulo: De los remedios sencillos que son beneficiosos contra la picadura de toda clase de alimañas.
El cuarto capítulo: De los remedios compuestos beneficiosos para ese caso.
El quinto capítulo: Sobre el trato específico de una persona mordida por ciertos animales.

El sexto capítulo: De los alimentos que deben darse a las víctimas de mordeduras en general y en particular, y de ciertos remedios con propiedades específicas, que son adecuados para este fin.

La segunda parte consta de cuatro capítulos:
El primer capítulo: De la profilaxis contra los venenos mortales.

El segundo capítulo: Sobre el régimen de alguien que tomó un veneno mortal o sospecha que lo tomó.

El tercer capítulo: Sobre los remedios simples y compuestos que generalmente son beneficiosos para alguien que tomó cualquier tipo de veneno.

El cuarto capítulo: Sobre el régimen para alguien que sabe qué veneno tomó. En este capítulo solo mencionaré algunas de las sustancias que una persona puede consumir sin conocer su naturaleza específica o con las que es fácil asesinar a alguien porque se pueden encontrar en muchos lugares. Como he dicho, todo esto lo hago con la intención de abreviar la extensión de este tratado.

Que Dios me dirija a lo que es correcto.

24

El primer capítulo de la primera parte

Con respecto al régimen de una persona mordida en general

Cuando alguien es mordido, uno debe apresurarse a atar inmediatamente el lugar de la mordedura lo más apretado posible para que el veneno no viaje y se extienda por todo el cuerpo. Mientras se ata el sitio de la mordedura, otra persona debe hacer una incisión en el sitio de la mordedura y chuparla con la boca lo más fuerte que pueda y escupir todo lo que chupe. Pero primero debe enjuagarse la boca con aceite de oliva, o con vino y aceite de oliva, y luego chupar. También puede untarse los labios con aceite de violeta, si está disponible, o con aceite de oliva. La persona que está chupando debe cuidar de que no sufra ninguna enfermedad en la boca o de dientes cariados. Algunos médicos estipulan que la persona que succiona debe estar en ayunas, mientras que otros estipulan que no debe estarlo, sino que debe comer algo y luego succionar. Me parece que es más beneficioso para la persona mordida si la persona que chupa está en ayunas, pero [creo] que es más peligroso para esta última. Y si la persona que chupa ha comido algo, es menos peligroso para él, pero también menos beneficioso para la persona mordida, porque la saliva de una persona en ayunas cura los sitios de las picaduras de alimañas y las úlceras más virulentas. Si la succión es imposible, uno debe apresurarse a aplicar vasos de ventosas, con o sin fuego. Los que tienen fuego son más fuertes y efectivos porque combinan la atracción del veneno y la cauterización de la herida. Luego se debe vaciar el estómago con un emético suave. Si el vómito es difícil para el paciente, dejadlo vomitar con aceite de oliva o mantequilla clarificada, pero tened cuidado de no causar vómitos intensos. Entonces el paciente debe tomar la triaca magna, si está disponible, o la triaca de Mitrídates si no lo está, o uno de los grandes electuarios que son generalmente beneficiosos contra los venenos mortales si estos dos no están disponibles; o uno de los remedios simples que generalmente salvan de la mordedura de alimañas. Describiré todo esto y la forma de su administración a continuación.

Luego se debe poner en el sitio de la picadura uno de los remedios que atraen el veneno, ya sea simple o compuesto, lo que esté disponible. Después, la persona mordida debe descansar un rato y uno debe observar sus síntomas. Si su dolor disminuye y su pulso se vuelve más fuerte y su tez mejora, no se debe hacer nada más. Sin embargo, uno debe tener cuidado de que no se duerma. Porque si la víctima de la mordedura se duerme, el calor innato y las materias superfluas penetran en el interior del cuerpo y el veneno llega a las profundidades del mismo. Incluso puede llegar a los órganos vitales y tener un efecto fatal. Por lo tanto, siempre se debe tener cuidado de que la víctima de la mordedura no se duerma y que su herida no se cierre, sino que el sitio de la mordedura permanezca abierto para que las materias venenosas puedan fluir de ella y esté a salvo de ese veneno desastroso. Si veis que le duele por lo apretado del vendaje, aflojadlo un poco.

Cuando el remedio haya salido de su estómago, haya hecho su efecto terapéutico y hayan pasado no menos de ocho horas, alimentadlo con alimentos que sean apropiados para las víctimas de mordeduras. Pero si veis que el dolor de la mordedura aumenta y se vuelve más severo antes de alimentarlo, retirad el remedio que pusisteis en el lugar de la mordedura, matad una paloma joven, abridle el abdomen inmediatamente después de la matanza y colocadla en el lugar de la mordedura. Cuando la víctima de la mordedura sienta que el calor de la carne de la paloma joven disminuye, retiradla y ponedle otra. Si no hay palomas disponibles, tomad pollos jóvenes, gallos o gallinas, y aplicadlos una vez que los hayáis sacrificado, uno tras otro. Se dice que la aplicación de una comadreja tiene un efecto fuerte en este caso, es decir, uno abre su abdomen y lo coloca en el sitio de la picadura o mordedura. Continuad sacrificando a estos animales, uno tras otro, abriéndoles el abdomen y aplicándolos en el lugar de la mordedura hasta que el dolor disminuya, porque esto alivia el dolor y atrae el veneno restante. Algunos médicos aplican primero estos animales sacrificados y luego los remedios tópicos, simples o compuestos, que atraen el veneno.

Si no se dispone de ninguno de estos animales para ser sacrificados, verted vinagre caliente en el lugar de la picadura o poned sobre él una cataplasma con harina hervida en aceite de oliva. Estos son algunos de los ingredientes que alivian su dolor. Si el dolor no desaparece después de haber hecho todo esto, sino que se vuelve más severo, y la condición del paciente empeora y se desmaya, estas cosas requieren un tratamiento cuya descripción no se ajusta al alcance de este tratado. Más bien, se requiere la asistencia de un médico capacitado, quien actuará de acuerdo con las circunstancias, las reglas generales mencionadas en los extensos libros de medicina y el tratamiento personal de la víctima de la mordedura.

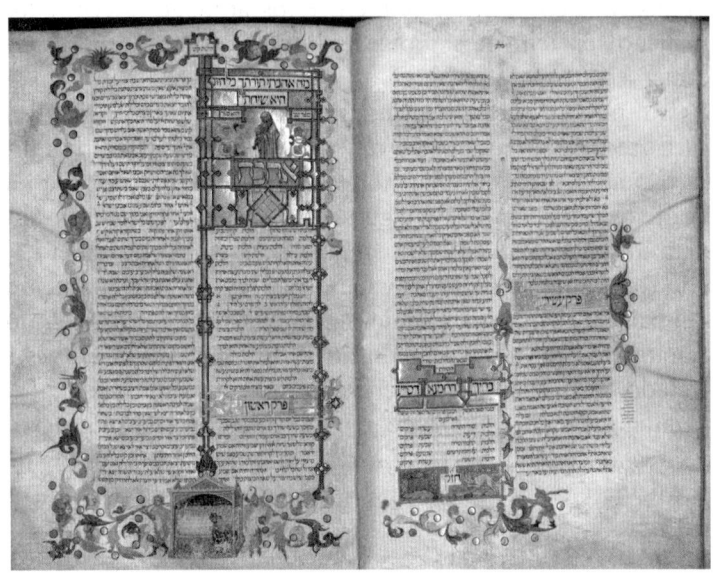

Mishné Torá, de Maimónides, una obra monumental del siglo XII considerada uno de los códigos legales judíos más influyentes.

EL SEGUNDO CAPÍTULO DE LA PRIMERA PARTE

En cuanto a los remedios tópicos simples y compuestos que se colocan en el sitio de la picadura

Entre los remedios simples que atraen cualquier veneno del cuerpo si se ponen en el sitio de la picadura se encuentran los siguientes: menta de agua, que es «menta de cocodrilo», estiércol de paloma, estiércol de pato, azufre, asafétida[7], estiércol de cabra, bedelio azul[8], sal de cocina, ajo y betún. Cualquiera de estos que esté disponible debe pulverizarse, amasarse con miel y untarse en el lugar de la picadura después de que se haya chupado con la boca o se hayan aplicado vasos de ventosas; sacará el veneno. Del mismo modo, frotar el sitio de la picadura o mordedura con la hiel de una vaca extrae el veneno. La semilla de utrujj[9], ya sea agria o dulce, si se pulveriza y se aplica como cataplasma en el sitio de la picadura, salva de la muerte porque tiene una propiedad específica que es muy eficaz para resistir cualquier veneno.

Entre los remedios compuestos se encuentran los siguientes: pulverizar partes iguales de ajo, sal y estiércol de paloma, y ponerlo como cataplasma en el sitio de la picadura. Otro: pulverizar la semilla de malvavisco común, fresca

---

7. Especia obtenida de la familia de las apiáceas a partir del secado y pulverizado de la gomorresina exudada por el rizoma de la planta. Debe tostarse, ya que en su estado natural crudo produce náuseas y vómitos. La planta crece fundamentalmente en Oriente Medio y su uso gastronómico está muy extendido.
8. Gomorresina extraída de varias especies entre las que se encuentran palmáceas y burseráceas. En la Antigüedad existía cierta confusión sobre los principales productos obtenidos de sus especies: el «bedelio azul» (*muql azraq*) y el «bedelio de La Meca» (*muql makki*); el primero se obtenía a partir de diversas burseráceas y el segundo, de palmáceas. Ambos tenían aplicaciones en medicina.
9. Cidra o limón.

o seca, con vinagre y aceite de oliva, y frotarla en el sitio de la picadura. Otro con un fuerte poder de atracción: partes iguales de mostaza, qilyun[10] y cal viva; mezclad estos ingredientes con alquitrán y apresuraos a aplicarlo en el sitio de la picadura antes de que el veneno se extienda por el cuerpo. Otro: partes iguales de sal, cenizas de la madera de la higuera o de la vid, y bórax; amasad estos ingredientes con vinagre y hiel de vaca y frotadlo en el sitio de la picadura. Otro remedio es mencionado por Al-Rāzī[11], quien dijo que se ha probado para aliviar el dolor de cualquier mordedura y para atraer el veneno. Su composición es la siguiente: tomad partes iguales de sagapeno, castóreo, asafétida, azufre, estiércol de paloma, menta y díctamo cretense; mezclad estos ingredientes con aceite de oliva antiguo en el que se ha disuelto la brea; golpeadlos bien y mantenedlo listo para el momento en que lo necesite; y luego frotadlo en el sitio de la picadura.

Dice el autor: si el díctamo cretense no está disponible o es difícil de obtener, se puede tomar en este caso corteza de canela afilada en su lugar. También es bueno hervir menta en vinagre y fomentar[12] con ella el lugar de la picadura. Todos estos son remedios que se encuentran fácilmente, se pueden obtener de un lugar cercano y son muy beneficiosos en este peligroso asunto.

---

10. Sustancia alcalina (potasa o sosa) procedente de la combustión de plantas. El término puede aplicarse tanto al producto químico purificado como a las cenizas o al líquido alcalino obtenido de ellas.
11. Médico, filósofo y erudito persa (Rayy, Irán, ca. 865-ca. 925),
12. Según la tercera acepción del DRAE para este término, «aplicar a una parte enferma paños empapados en un líquido».

El tercer capítulo de la primera parte

En cuanto a los remedios sencillos que son beneficiosos para la picadura de todo tipo de alimañas

Los médicos han mencionado muchos remedios que se pueden ingerir por sí solos, cada uno de los cuales es beneficioso para la mordedura de cualquier animal venenoso. Vuestro siervo los ha examinado todos y los ha encontrado calientes. No he encontrado ningún remedio frío que sea beneficioso contra las picaduras en general, a excepción de la raíz de mandrágora. No se puede negar que un remedio frío o caliente puede ser beneficioso para cualquier veneno, ya sea caliente o frío, porque la acción de estos remedios que salvan de los venenos mortales no depende de su calidad, sino de toda su sustancia, como declaran los médicos, o de su propiedad específica, como dicen. Esto significa, como han explicado los filósofos, que estos remedios son efectivos a través de su «forma específica». Algunos de los remedios mencionados por los médicos deben, según lo ordenen, ser bebidos en vino, otros en agua, vinagre o en leche.

En cuanto a mí, aconsejo a cualquiera que haya sido mordido o picado por un tipo de animal desconocido que examine su condición. Si siente un fuerte celo como ocurre en alguien picado por una víbora, lo más adecuado es que elija entre esos remedios, que se toman en leche o en vinagre o en agua. Si siente un frío intenso, como siente alguien que fue mordido por un escorpión, debe elegir entre los remedios que se toman con vino. Si a alguien no se le permite tomar vino, debe tomar lo que seleccione de ellos en una decocción de anís, porque todos los médicos están de acuerdo en que el anís es beneficioso contra todos los venenos animales.

Después de esta introducción, voy a mencionar esos remedios sencillos que se encuentran con mayor frecuencia y que son más efectivos y han sido comprobados por la experiencia.

Entre ellos se encuentra la semilla de utrujj: es buena contra cualquier veneno que sea mortal para el cuerpo humano, ya sea que el veneno haya sido ingerido o absorbido a través de una mordedura. Se debe preparar de la siguiente manera: limpiar las semillas de utrujj de sus cáscaras, tomar sus granos, pulverizarlos e ingerirlos en una dosis que varía de un mithqāl[13] a dos a dos dirhams[14]. Ibn Sīnā[15] dijo que uno debe tomar dos mithqāls en vino o agua fría[16]. No hay diferencia entre la semilla de utrujj dulce o agria.

A estos también pertenece la esmeralda: una condición para su aplicación exitosa es que sea de un verde lustroso y transparente. Debe estar bien pulverizada y se toma en una dosis de nueve gránulos en agua fría o vino. El venerable Abū Marwān ibn Zuhr[17] ha dicho que este remedio ha demostrado [su eficacia] más allá de toda duda[18]. Es bueno contra todo tipo de veneno y los elimina a través de la emesis[19] tal como lo hace la terra sigillata. Es un sustituto de la terra si-

---

13. Unidad de peso equivalente aproximadamente a 4,25 gramos.
14. Un dirham era una unidad de peso equivalente a 2,97–3,12 gramos, dependiendo de la región y la época.
15. Abū ʿAlī al-Husayn ibn ʿAbd Allāh ibn Sīnā, Avicena (Bujará, Gran Jorasán, Irán, ca. 980-Hamadán, 1037) fue un polímata, médico, filósofo, astrónomo y científico persa, autor de cerca de trescientos libros.
16. Vid. Kitāb al-Qānūn fī al-ṭibb [*El Canon de la Medicina*], uno de los libros más famosos de la historia de la medicina. Su traducción del árabe al latín en el siglo XII influyó enormemente en el desarrollo de la medicina medieval en Europa Occidental.
17. Bakr Muḥammad ibn Marwān ibn Zuhr al-Isbīlī al Iyādī (Sevilla, ca.1094-ca. 1162) fue un médico, filósofo y poeta, conocido en la Europa Medieval con el nombre latinizado de Avenzoar.
18. Vid. Kitāb al-Taysīr fī l-mudāwāt wa-l-tadbīr [*Libro de la simplificación del tratamiento y régimen*].
19. Vómito.

gillata en triaca ya que la terra sigillata ya no está disponible.

Bezoar[20]: Galeno no menciona la piedra beozar, ni lo que se llama «bezoar animal» y que es una sustancia que tiene forma de bellota, es de un color verde intenso, y se forma por concreción, y por lo tanto la encontramos como capa sobre capa. Algunos dicen que se puede encontrar en las esquinas internas de los ojos de los ciervos en los países del este, y otros dicen que se puede encontrar en su vesícula biliar y esto es más cierto.

La piedra bezoar se puede encontrar en la tierra de Egipto, concretamente, en Aydhāb[21]. Tiene muchos colores, y se relatan cosas maravillosas sobre ella en los libros de los médicos posteriores, pero ninguna de ellas resultó ser verdadera. Más bien, he probado todos los diferentes tipos de esta piedra mineral que se pueden encontrar en nuestra tierra contra las picaduras de escorpiones y no fueron nada beneficiosos. Di muchas de ellas a víctimas de las mordeduras, pero fue en vano. Pero lo que se dice acerca de los efectos benéficos del bezoar animal ha sido probado por la experiencia y confirmado empíricamente. Debe prepararse de la siguiente manera: frotadlo en aceite de oliva sobre una piedra de moler hasta que le falte no menos de un qīrāṭ[22] hasta un octavo de un mithqāl. Dejad que la persona que ha sido mordida o que ha ingerido un veneno lama esto. También se debe frotar un

---

20. Término procedente del árabe hispánico bazáhr, este del árabe clásico *bā[di]zahr* y originalmente del persa *pād zahr*, que significa «contraveneno» o «antídoto». Considerada inicialmente como un mineral procedente de la India, en realidad se trataba de un cálculo engendrado en cierta zona del estómago de algunas especies animales. La piedra bezoar se usó como remedio farmacológico hasta el siglo XIX. Hoy en día, se denomina «tricobezoar» a la masa compuesta por pelos ingeridos que, al no ser digeridos, pueden llegar a obstruir el intestino y requerir tratamiento quirúrgico.
21. Fue un puerto medieval en la costa del oeste del Mar Rojo. Sus restos se encuentran en el triángulo de Hala'ib, territorio disputado entre Egipto y Sudán.
22. Quilate: unidad de peso para perlas y piedras preciosas (200 mg).

poco en el sitio de la picadura, y el paciente se recuperará y se salvará.

Se ha demostrado por experiencia más allá de toda duda que estos tres remedios, me refiero a la semilla de utrujj, la esmeralda y el bezoar [animal], son efectivos contra todo tipo de veneno animal, vegetal y mineral. La raíz de serpiente, es decir, la raíz de una planta que se puede encontrar en las inmediaciones del Templo, es una planta bien conocida por sus vainas, y su eficacia ha sido probada por la experiencia. Se debe pulverizar y beber en vino o agua fría en una dosis que varía de uno a tres dirhams y el paciente se salvará. No tiene la misma fuerza que la esmeralda o el bezoar animal, pero, sin embargo, uno debe proveerse de este remedio y tenerlo siempre disponible. Un experto en plantas me dijo que este remedio es la raíz de una especie de meliloto que se llama «el escorpión».

Cualquier tipo de cuajo, especialmente el de liebre, si se bebe con vinagre en una dosis que varía de medio dirham hasta un mithqāl, salva del efecto fatal de los venenos animales y vegetales.

Otro remedio que se ha mencionado es el nardo céltico[23]. Se debe pulverizar una dosis de un dirham y tomarla en vino. Otros remedios incluyen la hierba agrimonia común y su semilla; se debe pulverizar y tomar en una dosis de dos dirhams con vino.

Aceite de bálsamo de La Meca, medio mithqāl; debe tomarse con leche fresca. Madera de bálsamo[24], seis dirhams; hervirlo en un raṭl[25] y medio de agua hasta que un tercio se haya evaporado, luego beberlo mientras esté caliente. Ajo: todos los médicos coinciden en que puede sustituir la triaca

23. Especie de planta también conocida como valeriana celta.
24. Probablemente se refiere al tallo de la *Commiphora gileadensis*, con cuya resina se elaboraba el ungüento conocido como bálsamo de La Meca o bálsamo de Galaad.
25. Unidad de volumen o peso (0,45 l o kg, según el contexto).

magna en todos los venenos fríos y que también es beneficioso contra los venenos calientes. Se debe preparar de la siguiente manera: pelar el ajo, triturarlo y luego tomar una dosis que varíe de uno a dos mithqāls y tragarlo.

Conserva de jengibre: tomar dos dirhams con agua caliente. Raíz de mandrágora: pulverizar y tamizar y tomar dos dirhams con una onza de miel. Canela: pulverizar e ingerir un mithqāl con agua fría. Costus amargo: pulverizar y tamizar y tomar un mithqāl con vino. También se puede tomar, en la misma composición, la misma cantidad de aristoloquia por sí sola, o de agárico por sí solo, o de genciana amarilla por sí sola, o de cálamo aromático por sí solo.

Iris, es decir, la raíz de la iris florentina: pulverizar dos dirhams y tomarlo con vinagre. Semilla de zanahoria silvestre: tomar dos dirhams con vino. Semilla de apio, tres dirhams: se debe pulverizar, tamizar y tomar con vino.

Comino: pulverizar cuatro dirhams e ingerirlo con agua o vino. Lo mismo se debe hacer con el anís. Cangrejos de río: hervirlos y beber la sopa preparada con ellos.

Todos estos remedios se pueden encontrar fácilmente, excepto el aceite de bálsamo de La Meca, pero este se puede obtener fácilmente en Egipto. Apresuraos a tomar lo que esté disponible de estos remedios inmediatamente después de la emesis, como mencioné anteriormente. Y si una víctima de mordedura toma tres onzas de miel caliente y una onza de aceite de rosas y lo ingiere es muy beneficioso para él.

Todas las cantidades mencionadas anteriormente están recomendadas para alguien que haya alcanzado la madurez completa y tenga más de veinte años. Entre diez y veinte, las cantidades a tomar deben calcularse proporcionalmente: cuanto más joven es el paciente, menor es la cantidad. No he visto sobrevivir a nadie menor de diez años que haya sufrido una picadura o mordedura. Sin embargo, se le debe dar una cuarta parte de la cantidad antes mencionada de los remedios simples y desde un cuarto de dirham hasta un cuarto de mithqāl de las triacas, según la opinión del médico tratante. También hay que tener en cuenta el temperamento individual y la época del año.

EL CUARTO CAPÍTULO DE LA PRIMERA PARTE

Sobre los remedios compuestos beneficiosos contra mordeduras y picaduras

El remedio compuesto más importante es la triaca magna: uno debe tomar desde un cuarto de dirham hasta un mithqāl. El siguiente es el electuario de Mitrídates: uno debe tomar desde un cuarto de un mithqāl hasta un mithqāl. A continuación, está la triaca de cuatro ingredientes: se debe tomar desde un dirham hasta cuatro dirhams. Su composición es: tomar partes iguales de mirra, baya de laurel pelada, genciana romana y aristoloquia larga, y amasar esto con miel desnatada en una cantidad que sea tres veces mayor que la de los otros ingredientes. Cada uno de estos cuatro ingredientes es como una triaca contra todos los venenos. Es el primer remedio compuesto que hicieron los médicos antiguos, contra los venenos en general.

Además, la triaca asafétida, que Al-Rāzī recomienda contra todos los venenos fríos, es una triaca de la que uno debe proveerse. Su composición: tomar una onza de mirra, hojas de ruda común seca, costus, menta seca, pimienta negra y pelitoria, y una onza y media de asafétida; disolver la asafétida en vino y pulverizar; tamizar y amasar los ingredientes secos con miel desnatada y bien espesa. Tomad desde un dirham hasta dos dirhams en los países cálidos y desde dos dirhams hasta cuatro dirhams en los países fríos.

Del mismo modo, la triaca de nogal, que es una gran triaca, es una de la que uno debe proveerse y a la que debe acostumbrarse para un uso constante. Se dice que si alguien lo toma constantemente antes de las comidas, los venenos no tendrán ningún efecto sobre él. Se compone de cuatro ingredientes: higos, nueces, sal y ruda común. En cuanto a sus cantidades, Galeno menciona lo siguiente: veinte partes de hojas de ruda común, dos partes de corazón de nueces, cinco partes de sal, dos partes de higos secos[26]; todos estos ingredientes deben mezclarse triturándolos.

Al-Rāzī prefiere la siguiente composición: una parte de nueces secas peladas, un sexto de una parte de sal molida gruesa y de hojas de ruda común seca, e higos blancos en una cantidad igual a todos los demás ingredientes. Uno debe dividirlo en porciones bastante grandes como nueces, y el paciente debe tomar una porción de ella.

El venerable Abū Marwān ibn Zuhr, que Dios tenga misericordia de él, menciona la triaca de ajo, y la experiencia le ha demostrado que es benéfica contra cualquier mordedura de un animal venenoso. Su composición es de cuatro onzas de ajo pelado; una onza de fruto de madroño, pimienta amarilla, pimienta negra, pimienta blanca, pimienta larga y jengibre; media onza de cada una de las especies femeninas de agárico y lavanda francesa, y dos dirhams de opio. Remojad el opio en vino hasta que se ablande, pulverizad los ingredientes secos y amasad todo con miel sin espuma y bien espesa. La dosis a tomar es de uno a tres dirhams.

Todas estas triacas deben tomarse con vino o una decocción de anís, como señalé anteriormente. El cálculo de las cantidades que se deben tomar de cada triaca, desde la más pequeña hasta la más grande, debe ser de acuerdo con la edad, la gravedad de los síntomas, la época del año y el país. En las estaciones frías y en los países fríos, el cuerpo humano tolera medicamentos fuertes, mientras que en las estaciones y países cálidos ocurre lo contrario.

Ibn Sīnā [Avicena] menciona un electuario que es bueno para cualquier mordedura; su composición es de tres dirhams de comino negro, semilla de ruda siria y comino; un

---

26. Vid. *De remediis parabilibus* III.

dirham y medio de genciana amarilla y aristoloquia redonda, tres cuartos de dirham de pimienta blanca y mirra. Todos estos ingredientes deben amasarse con miel sin espuma y luego se debe tomar una dosis de medio dirham.

Galeno menciona un remedio que es beneficioso contra todas las mordeduras mortales de animales, los dolores extremadamente severos y la asfixia histérica: tomad cuatro mithqāles de jugo de cicuta venenosa y beleño negro y un mithqāl de castóreo, pimienta blanca, costus, mirra y opio; pulverizad todos estos ingredientes; y verted tres onzas de vino dulce sobre ellos. Machacad esto al sol y dejadlo allí hasta que se solidifique. Preparad pastillas con él del tamaño de un frijol egipcio. Tomad una dosis de una pastilla con tres onzas de vino dulce.

Dice el autor: usando los escritos de los médicos anteriores y posteriores, he seleccionado de los remedios compuestos aquellos que se pueden preparar con el menor esfuerzo y que son más beneficiosos. Uno debe proveerse de lo que desee.

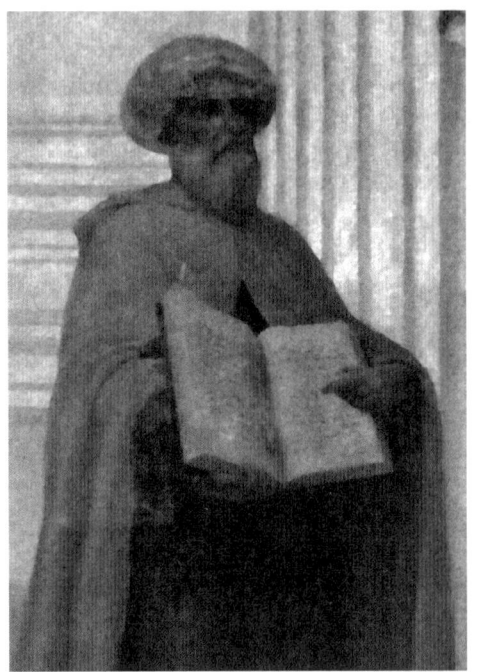

Maimónides, en Medicina árabe, fragmento, por Veloso Salgado.

EL QUINTO CAPÍTULO DE LA PRIMERA PARTE

Sobre el tratamiento específico de una persona mordida por un determinado animal

El escorpión: se debe comenzar con el tratamiento general que mencioné anteriormente: incisión, succión y ligadura, y luego aplicar una cataplasma con uno de los remedios simples específicos para las picaduras de escorpión en el sitio de la picadura. También que el paciente ingiera uno de los remedios simples o compuestos que son específicos para las picaduras de escorpión, cualquiera que esté disponible de los que mencionaré en este capítulo.

Hojas de bálsamo de limón: se deben ingerir tres dirhams de este remedio y frotar el lugar de la picadura con él. Semilla de utrujj: se deben beber dos dirhams de ella. La raíz de coloquíntida es un remedio extremadamente poderoso para las picaduras de escorpión. La cantidad máxima a ingerir es de dos dirhams; también se debe aplicar como cataplasma en el lugar de la picadura. Si está fresca, se debe machacar y frotar en el lugar de la picadura; y si está seca, se pulveriza, se amasa con vinagre y miel, y se aplica como cataplasma en el lugar de la picadura. Asafétida: se debe disolver en aceite de oliva y aplicar en forma de cataplasma en el lugar de la picadura. Semilla de visnaga: se debe hervir una onza en dos raṭls de agua hasta que se extraiga su fuerza y se aplique como fomento en el lugar de la picadura. También azufre y resina de pino: se debe amasar una parte de cada uno con vinagre y aplicar como cataplasma en la marca. Del mismo modo, la sal y el lino, una parte de cada uno, y dos partes de ajo deben pulverizarse y aplicarse como cataplasma en la marca. La triaca de cuatro ingredientes es la más eficaz contra las picaduras de escorpión; se deben tomar de uno a cuatro dirhams de la misma.

Galeno menciona una triaca que es especialmente eficaz contra las mordeduras de escorpión y picaduras de tarántula[27]. Se hace tomando cuatro mithqāls de aristoloquia, dos mithqāls de pimienta negra, un mithqāl de opio y tres mithqāls de pelitoria; amasad esto con miel y haced pastillas del tamaño de un frijol egipcio. Se deben tomar dos pastillas de esta triaca con tres onzas de vino puro[28].

No se debe tomar ninguno de estos remedios para las picaduras de escorpión, ya sean simples o compuestos, excepto con vino puro fuerte, porque el veneno de escorpión es un veneno muy frío que mata a través de su frialdad. Si alguien no puede tomarlo con vino, debe tomarlo con una decocción de anís, como mencioné antes.

Otro remedio probado es tomar un mithqāl de incienso, machacado y tamizado, con un raṭl de vino. Otro remedio ensayado por médicos posteriores es el siguiente: tomad la planta de álcali verde, pulverizad y tamizad en seda, mezcladla con manteca clarificada de vaca y amasadla con miel, y administrad una cantidad de dos mithqāles a alguien picado por un escorpión, y alivia el dolor al instante. De la misma manera, Ḥunayn[29] dice: si uno unta nafta en el lugar de la picadura, alivia el dolor inmediatamente[30].

Dice el autor: el animal venenoso que se menciona en los escritos médicos y que se llama al-jarārāt es una especie de escorpión que tiene un cuerpo pequeño y no dobla su cola sobre su cuerpo como lo hacen los escorpiones, sino que lo arrastra sobre la tierra. Por lo tanto, estos escorpiones

---

27. Vid. página 22.
28. Vid. *De antidotis* II.123.
29. Hunayn ibn Isḥāq [latinizado *Iohannitius*] (Al-Hirah, Irak; 809-873) fue un escritor, traductor, médico, científico árabe cristiano nestoriano y director de la Casa de la Sabiduría de Bagdad.
30. Vid. Kitāb al-Tiryāq [*Libro de la triaca*].

se llaman jarārāt. Se encuentra en los países orientales, y es, como se dice, más dañino que los escorpiones que se encuentran en nuestra región, pero todo lo beneficioso contra estos últimos también es beneficioso contra los primeros.

Tarántula: este nombre se aplica a muchas especies de animales. Algunos dicen que hay seis especies de ella, y según otros hay ocho. Todas ellas son diferentes especies de arañas. Según los médicos, la peor especie de todas es la egipcia. De las dos especies que se encuentran en las casas de la mayoría de los distritos, una es la araña de patas largas y cuerpo corto que teje muchas telarañas negras entre las paredes y los techos, mientras que la otra tiene un cuerpo más grande y patas más cortas y teje gruesas telarañas blancas similares a una tela preparada de seda y lino en los techos; el daño causado por estas dos especies es menor; a veces uno no siente la picadura de ninguna de ellas, y a menudo uno es mordido durante la noche sin sentirlo. Sin embargo, por la mañana, hay una mancha que está hinchada y enrojecida. Pero si se le pone pan masticado o harina hervida en aceite de oliva y sal, se disuelve la hinchazón el mismo día.

Las otras especies de tarántula se encuentran en el campo. Se dice que una de ellas tiene el pelo suave, es decir, la especie que se llama abū ṣūfa («padre de la lana») en Egipto. El tratamiento de la mordedura de todas estas especies es similar al tratamiento de la mordedura del escorpión. Cualquier cosa que sea beneficiosa para la picadura del escorpión también es buena para la picadura de las diferentes especies de tarántula.

He encontrado algunos remedios específicos contra la picadura de la tarántula. Entre ellos se encuentra la raíz de espárrago: tomad cinco dirhams y hervidla en seis onzas de vino y bebedla. Igualmente, las hojas de bálsamo de limón: bebed de uno a cuatro dirhams de él y aplicadlo como cataplasma en el lugar de la picadura. Fruto del tamarisco francés: bebed de dos a seis dirhams del mismo. Hojas de morera:

trituradlas y exprimid su jugo y bebed diez dirhams de él. Todos estos deben consumirse en vino o en una decocción de anís. Del mismo modo, un mithqāl de comino negro, pulverizado, en agua fría. También se puede preparar una cataplasma que se aplicará en el sitio de la picadura a partir de extracto de mirto en vino. Igualmente, leche de lechuga cultivada. Cualquiera de estos que esté disponible debe aplicarse inmediatamente después de la incisión y succión de la herida.

Abejas melíferas y avispas: buena contra su picadura es la ingesta de cinco dirhams de semilla de malvavisco; debe hervirse en medio raṭl de agua y una onza de vino y luego ingerirse. Otro remedio es el tomillo de hoja ancha: uno debe beber un mithqāl de sus hojas en dos onzas de oximel[31]. También es bueno una cantidad igual de cilantro seco y azúcar: uno debe pulverizar un mithqāl de esto y tomarlo con agua fría. También se pueden tomar verduras frías como la lechuga cultivada, la endibia, la verdolaga común y el pepino. Todos estos ingredientes son beneficiosos. También es bueno beber una bebida de granada o de uvas agrias e inmaduras.

Un remedio para frotar en el sitio de la picadura de abejas melíferas y avispas es el preparado con arcilla en vinagre. Igualmente, lenteja de agua común en vinagre. También, un pedazo de tela empapada en vinagre, y alcanfor, y agua de rosas, aplicada en el sitio. También se puede aplicar una cataplasma de malva, o cilantro fresco, o siempreviva arbórea u hojas de espina santa, o miel, vinagre y sal.

Serpientes: es bien sabido que no hay nada más eficaz que la triaca magna para todos los venenos mortales y para la mordedura de todo tipo de alimañas, especialmente para la picadura de víboras. Debido a su extremo peligro para el hombre, los filósofos y médicos de la antigüedad han dedi-

---

31. Bebida preparada a base de una mezcla de vinagre y miel.

44

cado mucha atención a su caso y han acumulado tanta experiencia a lo largo de los años que finalmente pudieron componer la triaca magna. En caso de que no esté disponible, uno debe apresurarse a tomar la triaca de Mitrídates y, si no está disponible, apresurarse a tomar pastillas de yero o veza amarga. Su composición: tomad partes iguales de loto, aristoloquia redonda, alharma y harina de veza amarga; amasad esto con vinagre y preparad pastillas con él. Que el paciente tome un mithqāl en una onza de vino añejo. Se dice que puede servir como sustituto de la triaca magna para las picaduras de víboras; por esta razón, se debe tener a mano. Esto otro se dice: que el helecho culantrillo, si se hierve con vino y luego se ingiere, es beneficioso para las picaduras de víboras. También se dice que seis dirhams de la raíz de la uva blanca, hervidos con vino e ingeridos, son beneficiosos para las picaduras de víbora. Se dice que el agárico actúa como una triaca contra las picaduras de víboras; uno debe tomar un mithqāl tamizado en medio raṭl de vino viejo, y salva de las picaduras de víboras. Un remedio especial para el sitio de la picadura una vez que ha sido incisa y succionada es tomar jugo de repollo, mezclarlo con vino y aplicarlo como cataplasma en el sitio de la picadura.

Galeno menciona una cataplasma para las picaduras de víbora que tiene la siguiente composición, en sus propias palabras: tomad un mithqāl de sagapeno, asafétida y opopanaco, y dos mithqāls de gálbano y azufre no tocados por el fuego; pulverizad los ingredientes secos, tamizadlos en un colador fino, luego disolved las resinas en vino y mezcladlo con los ingredientes secos hasta que adquiera la consistencia de un ungüento. Aplicadlo como cataplasma en el sitio de la picadura; luego cubridlo con hojas de higuera u hojas de ortiga romana[32].

Perros rabiosos: los médicos han mencionado muchos

---

32. Vid. *De antidotis* ii.14.

síntomas de los perros rabiosos; todo esto es correcto y no hay necesidad de mencionarlo extensamente en este tratado, porque un ser humano huye instintivamente de ellos cuando los ve, tal como huye de un escorpión y una víbora. Incluso los perros sanos huyen de ellos. Siempre se les ve caminando solos, tropezando y pegándose a las paredes, sin ladrar. No hay duda de que, en todas partes, la gente se apresura a matarlos en cuanto reconocen su condición. Pero a veces un perro rabioso muerde antes de ser reconocido. Y a veces alguien es mordido en la oscuridad por un perro y no puede decir si era un perro rabioso o no. Todos los remedios que encontramos mencionados para la mordedura de un perro rabioso solo son beneficiosos si se aplican antes de que aparezca la hidrofobia[33]. Si se aplica después del inicio de la hidrofobia, nunca se ha visto a nadie sobrevivir. Una persona mordida por un perro rabioso no sufre mayor dolor que el dolor de la mordedura de cualquier otro perro. Más bien, los síntomas graves que indican la rabia solo comienzan a aparecer en la mayoría de los casos después de ocho días y, a veces, solo aparecen después de un periodo más largo. Por lo tanto, cualquier persona mordida por un perro rabioso o por un perro cuya condición se desconoce debe recibir de inmediato el tratamiento general que mencioné: ligadura, incisión, succión, sangrado copioso del sitio de la mordedura por medio de ventosas, emesis e ingesta de la triaca. También debe ser tratado con todos los remedios disponibles que son específicos para la mordedura de un perro rabioso, tanto ingeridos como tópicos, que voy a mencionar ahora en este capítulo, de acuerdo con el objetivo de este tratado.

Uno de ellos es el licio o agracejo indio: uno debe beber

---

33. Miedo al agua. Es el síntoma más común de la rabia, infección viral mortal que afecta al sistema nervioso central y se propaga principalmente por medio de la saliva de animales infectados, que penetra en el cuerpo a través de una mordida o un corte en la piel.

medio mithqāl en agua fría todos los días. Otro remedio es el comino negro pulverizado y tamizado: uno debería ingerir dos dirhams cada día en agua fría. Otro remedio es la asafétida: se debe ingerir medio dirham todos los días en agua fría. Otro remedio es la genciana amarilla pulverizada y tamizada: se debe beber un mithqāl de ella todos los días en agua fría. Más eficaces que todo esto son los cangrejos de río quemados: deben ser pulverizados y tamizados; sus cenizas deben ser rociadas sobre el agua y luego ser tomadas diariamente en una medida de un dirham.

Según Galeno y otros, uno de los remedios compuestos cuya eficacia fue probada por la experiencia es la siguiente triaca para la mordedura de un perro rabioso; su composición es esta: una parte de incienso, cinco partes de genciana amarilla y seis partes de cenizas de cangrejos de río[34]. Moled estos hasta convertirlos en polvo, bebed dos dirhams en agua fría el primer día y aumentad la dosis ingerida en medio dirham todos los días hasta que alcance los seis dirhams al noveno día. A partir de entonces, solo aumentad la dosis en pequeñas cantidades. Otro remedio compuesto probado por la experiencia: un dirham de genciana amarilla y mirra y dos dirhams de las cenizas de cangrejos de río quemados; esto debe ingerirse todos los días [disuelto] en agua fría.

De los remedios sencillos que se aplican como cataplasma para la mordedura de un perro rabioso después de la aplicación de remedios generales que captan el veneno, mencionaré los siguientes: harina de veza amarga, para amasar con vino y aplicar como cataplasma. Otro remedio: almendras amargas, para machacar con miel hasta que se convierta en un ungüento y aplicarlas como cataplasma. Otro remedio: hojas de menta fresca con sal; esto debe pulverizarse y aplicarse como una cataplasma. Otro remedio: tomar asafétida,

---

34. Vid. *De simplicium medicamentorum temperamentis ac facultatibus* xi.24 y *Kitāb al-Manṣūrī* [*Libro de medicina para Al-Mansur*].

humedecerla en vino y llenar el lugar de la mordedura con ella después de agrandarla. Otro remedio compuesto: partes iguales de nueces, sal y cebolla; se deben triturar en miel hasta que todo se convierta en un ungüento y luego se debe frotar sobre la mordedura. Uno debería apresurarse a aplicar cualquiera de estos remedios que esté disponible.

Se debe continuar el tratamiento de la víctima de la mordedura con bebidas y cataplasmas aplicadas en el lugar de la herida durante un mínimo de cuarenta días. Del mismo modo, uno debe dejar abierto el sitio de la mordedura; no debe dejar que se cierre de ninguna manera antes de los cuarenta días. Si está a punto de cerrarse, debe abrirse y ampliarse con los ungüentos compuestos para este fin. Es bien sabido que, necesariamente, los accidentes ocurren dentro de estos cuarenta días de acuerdo con la temperatura individual y la disposición corporal de la víctima de la mordedura, y uno debe recurrir a diferentes tipos de tratamiento, como la purga, la sangría o enemas, y diferentes alimentos y cataplasmas. Pero esto no está dentro del alcance de este tratado. Baste mencionar que sólo es un primer auxilio hasta que un médico capacitado esté presente para atender al paciente, o puede ser suficiente en el caso de que no se pueda encontrar un médico experto que pueda tratar adecuadamente estos casos tan difíciles.

En cuanto a la mordedura de perros domésticos y, de manera similar, de seres humanos u otros animales que no sean venenosos, es suficiente sumergir el sitio de la mordedura en aceite de oliva caliente una y otra vez hasta que el dolor disminuya. Luego poned habas crudas que se hayan masticado hasta que se conviertan en un ungüento y aplicad esto como una cataplasma en el sitio de la mordedura. Lo mismo se puede hacer con el trigo masticado. Y si la persona que mastica las habas o el trigo aún no ha comido nada, y la masticación se hace al comienzo del día, y el mastiscador es un niño o un joven, es más efectivo.

Otro remedio: pulverizar las cebollas, mezclarlas con miel y aplicarlas como cataplasma. Otro remedio: harina de veza amarga; amasar con miel y aplicarlo a modo de cataplasma. Otro más: la parte blanda del pan con levadura; masticadlo y aplicadlo como cataplasma. Cualquiera de estos que uno prepare y aplique es suficiente.

Debéis saber que la peor mordedura es la de un animal no venenoso que tiene el estómago vacío, y si el animal que muerde tiene un temperamento malo o se alimenta con comida que es mala para él y todavía tiene hambre, su mordedura es casi tan peligrosa como la de un animal venenoso. Especialmente si la persona mordida está repleta de comida, o su cuerpo contiene malos humores, o la extremidad mordida es débil. Porque tal miembro puede pudrirse y suponer un mayor peligro para su vida. Pero el tratamiento de estos casos excepcionales no entra en el ámbito de este tratado.

En cuanto a las mordeduras que ocurren con frecuencia y son comunes, y lo mismo para la mordedura de aquellos animales que se encuentran habitualmente en las ciudades y campos circundantes y que hemos mencionado anteriormente, lo que hemos mencionado es suficiente para su tratamiento, si Dios quiere.

Pero cuidaos de no prestar atención a la distinción que se hace en los libros de medicina entre la mordedura de un perro rabioso y la de un perro que no está loco, porque la gente ha muerto a causa de eso, como me informaron los ancianos que conocí. Más bien, debéis saber como medida de precaución que solo una vez que hayáis verificado que ese perro que mordió era doméstico, debéis tratarlo de la manera mencionada anteriormente y dejar que la herida se cierre. Si no estáis seguro del perro en cuestión, debéis tratar a la víctima de la mordedura de la misma manera que tratáis a alguien mordido por un perro rabioso. Un médico mayor y muy conocido me contó que una vez vio en la ciudad de Almería a un joven tejedor de seda mordido por un perro, y que no iba acompañado de ninguno de los síntomas de la mordedura de un perro rabioso. Los médicos decidieron entonces que se trataba de un perro doméstico y dejaron que la herida se cerrara después de un mes más o menos, y el niño se recuperó. Se mantuvo saludable durante mucho tiempo y llevó a cabo las actividades de las personas sanas. Más tarde, los síntomas de la mordedura de un perro rabioso se hicieron evidentes en él; desarrolló hidrofobia y murió. Tened cuidado en estas cosas, porque el razonamiento analógico no se puede aplicar en el caso de los venenos malignos.

EL SEXTO CAPÍTULO DE LA PRIMERA PARTE

Sobre los alimentos que deben darse a las víctimas de mordeduras en general y en particular, y ciertos remedios con propiedades específicas que son adecuados para este fin

Todas las personas que han sido mordidas y todos aquellos que han bebido cualquier veneno deben ser alimentados con distintos tipos de tharīda[35] con aceite de oliva y mantequilla clarificada. Se les debe dar leche fresca para beber y deben comer grandes cantidades de higos, nueces, pistachos, avellanas, ajo, cebolla y ruda común. Todos estos deben consumirse por separado o compuestos. Si se toma solo uno de ellos, debe comerse como condimento con cualquier pan que esté disponible. No les permitáis comer ningún tipo de carne, ni siquiera aves, porque la sangre producida por la carne tiende a pudrirse a causa de las sustancias gaseosas del veneno que permanecen en la sangre de la persona que ha sido mordida o que ha consumido veneno. De lo contrario, toda su sangre se pudrirá y graves complicaciones lo afligirán. Poned mucha sal en sus platos, porque quemará y secará el veneno. La miel tampoco es mala, especialmente con mantequilla clarificada. En cuanto a la creencia generalizada entre la gente de que toda víctima de mordeduras sólo debe comer pan sin levadura, no conozco ningún fundamento para ello, ni racional ni tradicional. Que beban todo el vino que puedan tolerar y lo mezclen en sus platos, especialmente en el caso de alguien que fue picado por un escorpión, porque el efecto embriagador

---

35. También transliterado *thurda* o *tharā'id*, designa un plato tradicional árabe cuya naturaleza exacta varía ligeramente según las fuentes, pero que en esencia consiste en pan desmenuzado mezclado con caldo o carne.

del vino por sí solo es suficiente para curarlo. Alguien picado por un escorpión también debe llenarse de nueces, higos, ajos, ruda común y vino fuerte, porque esto alivia inmediatamente su dolor y no necesita ningún otro régimen. Este es el régimen para cualquier persona mordida (o picada) que sienta frío extremo o calor intolerable.

Si veis que alguien que ha sido mordido o que ha consumido alimentos envenenados está ardiendo y pide grandes cantidades de agua, apresuraos a alimentarlo solo con leche agria y un poco de mantequilla fresca, y dejadlo chupar manzana agria, granada agria y jugo de granada. Y si veis que la sensación de ardor es extremadamente severa, dejadle tomar vegetales refrescantes como endibia, lechuga cultivada y pepino, especialmente la variedad más pequeña; la bebida oximel tampoco es mala. Mezclad el agua que beben con un poco de vino; y el ajo, las nueces y los higos son indispensables. Pero reducid su cantidad de acuerdo con la intensidad del calor que siente la mordedura.

En cuanto a alguien mordido por un perro rabioso, todos los alimentos antes mencionados son buenos para él, excepto la sal, ya que su comida solo debe contener una cantidad muy pequeña de ella. Pero especialmente bueno para él es comer sopa de pollo joven y aves nutritivas, como la tórtola, la perdiz, el francolín y la ṭayhūj[36]. Debe evitar la paloma joven porque es un mal alimento. Debe alimentarse con repollo porque tiene la propiedad específica de ser beneficioso contra la mordedura de un perro rabioso. Alimentadlo con grandes cantidades de cebolla y ajo, tanto crudos como hervidos. Que coma también pescado salado, pero no continuamente, sino cada dos días. La mejor comida para él es la sopa y la carne de cangrejos de río. Son, en realidad, tanto medicina como alimento y también son beneficiosos para cualquier

---

36. Tipo de ave parecida a la perdiz, probablemente una variedad pequeña o macho de perdiz roja.

víctima de mordeduras debido a la propiedad específica que Dios les otorgó. Del mismo modo, las bellotas, tanto crudas como cocidas, son un buen alimento para cualquier víctima de mordeduras debido a sus propiedades específicas.

Entre los medicamentos con propiedades específicas cuya eficacia ha sido probada empíricamente para alguien que tiene una larga experiencia con ellos se encuentran los sesos de pollo hervidos, que son beneficiosos para cualquier víctima de mordedura o para alguien que haya tomado veneno. También mejoran el entendimiento de las personas sanas, al igual que la sopa de tórtolas, porque dicha sopa agudiza el intelecto a través de su propiedad específica. La cáscara de limón, si se come, tiene la propiedad específica de ser beneficiosa contra los venenos. Las hojas del limonero, si se beben como una decocción, tienen un efecto similar.

Los médicos coinciden en que la fumigación con cuerno de ciervo ahuyenta todo tipo de alimañas, y especialmente serpientes. Dicen que la fumigación con pezuñas de cabra, mostaza, azufre, comino negro, opio o pelo humano tiene el mismo efecto. Cuando alguno de estos se usa como fumigante, las serpientes y otros tipos de alimañas huyen de su olor. También dicen que si uno recoge unos alacranes y los quema en una casa, todos los alacranes de la casa huyen de ese olor.

También se deben tomar medidas de precaución y fumigar con ellas los lugares donde se pueda encontrar cualquier tipo de alimaña, porque la excelencia del intelecto humano exige que uno sea constantemente cauteloso y prudente. Tomad todas las medidas preventivas posibles para proteger el cuerpo contra las aflicciones, aunque no hay una protección real, sino a través de las bendiciones de Dios.

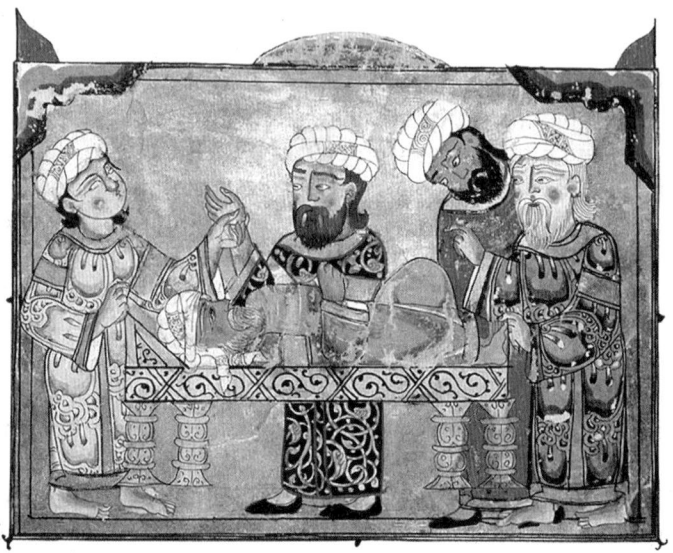

Un médico visita a un paciente. Miniatura de un códice del siglo XIV perteneciente a las Maqamat, de al-Hariri. Escuela persa. Biblioteca Nacional de Viena.

EL PRIMER CAPÍTULO DE LA SEGUNDA PARTE

Sobre la profilaxis contra los venenos mortales

Dice el autor: es conveniente que primero haga algunas observaciones introductorias que son evidentes para los físicos, pero no para los médicos, aunque Galeno puede haber mencionado algunas de las observaciones incluidas en esta introducción. Pero las hace sólo en la medida en que lo requiere el arte médico y no las explica en una introducción general. Es exactamente esa introducción la que quiero hacer ahora.

Es bien sabido que aquellos cuerpos que están compuestos de elementos poseen color, gusto y olfato. Todo esto es indudablemente accidental, pero las reglas relativas al color no son las mismas que las relativas al gusto y al olfato. El color es un accidente de algo que posee color, y la percepción de ese accidente por parte de cada observador es la misma y nunca cambia. Así, por ejemplo, el color negro: el ser humano no percibe su forma negra —que causa la contracción del ojo— mientras que otro ser vivo percibe su forma blanca —que causa su dilatación—. Antes bien, su forma es percibida del mismo modo por todos los que poseen la facultad de la vista.

En cuanto al sabor y el olfato, esto no es así: una misma cosa puede ser completamente dulce para una especie animal y totalmente amarga para otra. Quiero decir que para una especie sería dulce y agradable —y este es el significado del sabor dulce para ellos—, mientras que otra especie tendría una sensación completamente desagradable al probarlo, y puede resultarles amargo, acre o astringente, como se explica en los principios de la ciencia natural. Todo el mundo sabe que la cebolla albarrana[37] tiene un sabor extremadamente

---

37. *Urginea maritima*. Planta herbácea perenne y bulbosa que se da en suelos

amargo para los seres humanos, mientras que los cerdos la encuentran apetitosa y la comen con avidez. Lo mismo se aplica a los diferentes tipos de olor, porque una misma cosa puede tener un olor agradable para una especie y un mal olor para otra, pues una sensación agradable del gusto y el olfato depende del temperamento de la especie animal. Cualquier cosa que se adapte a un determinado temperamento tiene un sabor dulce y huele bien para esa especie. Del mismo modo, algunas plantas son un alimento adecuado para una especie, pero un veneno mortal para otra, como lo afirma e ilustra Galeno[38].

Después de esta introducción, digo que cualquier carne vegetal o animal que una persona encuentre sabrosa, es decir, dulce y de buen olor, es indudablemente un alimento apropiado y puede comerse con seguridad. Pero todos los alimentos con diferentes sabores, como el amargo, el acre, el ácido y otros y, de igual manera, todos los que poseen un olor desagradable, no se deben probar hasta que se haya verificado de qué especie son. Porque hay una planta de sabor fuerte que uno puede pensar que es rábano silvestre, mientras que en realidad es un veneno mortal y, de manera similar, está el fruto de una planta redondeada que se parece a las trufas y cambia su color a negro, pero [que] es fatal. Hay que tener cuidado con las plantas con estos diferentes tipos de sabor y con mal olor y con cualquier planta cuya especie sea desconocida. También hay que tener cuidado con los diferentes tipos de platos que son comunes entre nosotros y que son espesos y pesados, como el maḍīra[39] y el laymūniyya[40], y con los platos de colores cambiantes, como

---

ácidos, lugares pedregosos y arenas litorales de norte y sur de Europa y suroeste de Asia.

38. Vid. *De simplicium medicamentorum temperamentis ac facultatibus* iii.6.

39. Plato medieval de carne grasa cocida en leche agria con chalotas, limón, menta y comino.

40. El término *laymūniyya* procede del árabe y deriva de *laymūn* (ليمون), que

el summāqiyya[41] y el rummāniyya[42], y con los alimentos fritos con murrī[43], y con cualquier plato en el que predomine un sabor aparentemente agrio, astringente o extremadamente dulce, y con los platos que huelen mal como al-mutawakkaliyya[44] y al-baṣaliyya[45], y con lo que se cocina con ajo. Uno no debe comer nada de estos platos a menos que hayan sido preparados por una persona de confianza, de la que no tenga la menor duda, pues solo es posible asesinar a alguien mediante de este tipo de platos porque el sabor, el olor, el color o la consistencia del veneno están ocultos en ellos. La carne o las aves cocidas en agua solamente o asadas no pueden emplearse porque incluso la más mínima manipulación de las mismas cambia su sabor, color, consistencia u olor. Del mismo modo, usar agua pura, por mucho ingenio que se emplee, no funciona bien. Se debe tener especial cuidado de no beber agua que se haya dejado destapada. Las criaturas venenosas a menudo beben de ella y envenenan el agua para que alguien que beba de ella muera o sufra graves aflicciones. He observado personalmente este tipo de incidentes y he oído hablar de ellos con frecuencia.

---

significa limón. El sufijo -iyya suele formar nombres derivados o adjetivos de relación (algo así como «relativo al limón» o «hecho con limón»). Por tanto, *laymūniyya* podría traducirse literalmente como «preparación con limón» o «plato de limón».

41. Plato de carne que recibe su nombre de los granos del zumaque empleados para darle sabor.

42. Guiso o salsa palestina elaborado con lentejas, berenjenas y semillas de granada, aromatizado con tahín rojo de nuez y picante de semillas de eneldo, ajo y pimientos. A veces se añade un templado de aceite de oliva y cebolla o ajo.

43. Murrī o almorí: era un condimento líquido elaborado con un iniciador fermentado en estado sólido llamado budhaj. Casi todos los platos importantes de la cocina árabe medieval utilizaban murrī en pequeñas cantidades.

44. Hierba comestible asociada al califa abasí al-Mutawakkil (Bagdad, Irak 822-Samarra, 861) que pasó a emplearse para una receta o plato que llevaba esa planta o se inspiraba en su nombre.

45. Nombre genérico de una preparación culinaria árabe cuya característica principal es el uso abundante o predominante de cebolla.

En cuanto a la idea de que se puede hacer un veneno mortal que huele horrible y no sabe mal, y que no cambia el color o la consistencia de la materia en la que se echa debido a la pequeña cantidad que se usa, pero que, sin embargo, tiene un efecto mortal si se echa algo de él, por ejemplo, en el agua o el caldo de pollo, esta idea está muy lejos de ser parte del arte médico y está ampliamente difundida entre la gente común. Sin embargo, la verdad es que toda sustancia letal o dañina, sea del tipo que sea, sabe y huele mal. Del mismo modo, todas las sustancias que son dañinas para el hombre, incluso una pequeña cantidad de ellas, cambian el color de aquello a lo que se añaden. Estas sustancias son especialmente eficaces para asesinar a alguien cuando se añaden a los platos de cuyo consumo he advertido, a menos que esos platos hayan sido preparados por un cocinero de confianza. El asesinato también se puede efectuar fácilmente echando venenos en el vino, porque el vino es especialmente apropiado pues oculta el color, el sabor y el olor del veneno que se pone en él y también ayuda a que el veneno llegue al corazón. Y si alguien también toma vino cuando sabe que lo quieren asesinar, indudablemente ha perdido su poder de discernimiento.

Pero me parece que es muy poco probable que el pan pueda servir para semejante fin. Sin embargo, alguien que tenga miedo de que quieran asesinarlo con algo que se pueda comer o beber, solo debe tomar esas cosas de alguien en quien pueda confiar completamente. Porque no es nada difícil tomar un líquido venenoso, simple o compuesto, con el que uno puede llevar a cabo su plan criminal, y ponerlo en cualquier alimento o bebida. Cualquier líquido venenoso, aunque no mate, es perjudicial para la víctima; no hay protección, sino de Dios.

58

EL SEGUNDO CAPÍTULO DE LA SEGUNDA PARTE

*Con respecto al régimen en general de alguien que tomó un
veneno mortal o que sospecha que lo tomó*

Cualquiera que haya tomado alimentos envenenados o sospeche que lo que tomó fue envenenado, primero debe apresurarse a vomitar la comida por medio de agua caliente en el que se haya cocido eneldo y sobre el que se haya vertido mucho aceite de oliva. Debería beberlo tibio y purgar todo lo que hay en su estómago. Luego debe beber una gran cantidad de leche fresca y vomitarla. Después, debe esperar un rato, beber un poco de leche fresca y vomitarla. Seguidamente, debe esperar otro poco y beber leche y mantequilla fresca y vomitarla. Se dice que los excrementos de los gallos tienen una propiedad específica para eliminar todos los venenos vomitándolos. Esto también debe tomarse con agua caliente en una dosis de dos dirhams e inducirá el vómito. Entonces uno debe comer tharīda con mucha mantequilla clarificada o fresca. Y cuando la comida se haya asentado en su estómago durante una hora, debe vomitarla, porque los aceites, las leches y la grasa neutralizan el efecto dañino del veneno y forman una barrera entre el veneno y las partes del cuerpo.

Luego se deben tomar los remedios que salvan de los venenos en general, ya sean compuestos o simples —uno debe apresurarse a tomar uno de los que estén disponibles— y describiré su composición. Y si el remanente abandona el estómago después de algunas horas, como he mencionado en el caso de las víctimas de mordeduras, debéis alimentarlo exactamente con esos tipos de alimentos que mencioné en el capítulo sexto de la primera parte de este tratado. Que él siga la norma y evitad que duerma, como os mencioné anteriormente, hasta que su comida sea digerida. Y si veis que su condición mejora, retrasad aún más su sueño y seguid alimentándolo con las viandas que mencioné durante dos o tres días. Y luego administradle uno de los remedios que salvan vidas, compuesto o simple, como medida de precaución. Cuando el remanente haya abandonado su estómago, alimentadlo con pollo y sopa de pollo joven, y así haced que recupere su estado normal. Pero si, después de todos estos esfuerzos, el paciente se ve afligido por un dolor intenso en el estómago, o dolor en el abdomen, o un cólico, o vómitos fáciles, o diarrea, el tratamiento de todas estas aflicciones y otras que tienden a sucederle requiere una discusión muy detallada y larga, pero eso no está dentro del alcance de este tratado.

EL TERCER CAPÍTULO DE LA SEGUNDA PARTE

Con respecto a los remedios simples y compuestos que
generalmente son beneficiosos para alguien que tomó veneno

Dice el autor: los remedios simples o compuestos que tienen la propiedad específica de salvar de cualquier veneno en todas sus posibles variedades son los que se llaman «útiles contra los venenos en general». También se les llama «remedios que salvan vidas» y al-pādāzhariya[46]. Es bien sabido que el mejor remedio compuesto que salva de todas las enfermedades mortales es la triaca magna, seguida de la triaca de Mitrídates y de la triaca de cuatro ingredientes. El mejor remedio simple es la esmeralda; es una excelente triaca para todo veneno que uno tome y toda picadura de animal venenoso. Además, tiene la propiedad específica de fortalecer el corazón, si se mantiene en la boca, y es bueno para el dolor de estómago si se cuelga del estómago desde el exterior. Fortalece los dientes cuando se sostiene en la boca. Todo esto fue mencionado y verificado por el venerable Abū Marwān ibn Zuhr, que Dios tenga misericordia de él, con su larga experiencia, porque fue el más grande entre los hombres en probar drogas y se dedicó a ello más que cualquier otro. Fue capaz de hacerlo más que cualquier otro debido a su gran riqueza y su habilidad en el arte de la medicina. Todas las personas que conocí de entre sus alumnos y amigos me decían que, ya fuera por la calle o en casa, siempre tenía a mano un cuenco de plata que contenía la triaca magna y un trozo de esmeralda fina, porque se

---

46. Término de origen persa introducido en el árabe técnico medieval que significa *preparación antiveneno* o *antídoto*, y a veces *bezoar* (cuando se refiere a la piedra con supuestas propiedades curativas).

sentía, que Dios tenga misericordia de él, muy receloso de los venenos mortales.

Después de la esmeralda viene el bezoar animal, y después de eso la semilla de utrujj, y luego la raíz de serpiente. Ya he mencionado todo esto y he determinado la dosis que se debe tomar de ellos y con qué se deben tomar. Y entre los remedios sencillos que son útiles para todos los que toman un veneno desconocido y que son comunes, están los siguientes: abrojo silvestre, del cual se deben tomar dos dirhams en vino; semilla de ruda silvestre o de jardín, de la cual se debe tomar un mithqāl en vino; de todas las diferentes variedades de menta, la que esté disponible, si está fresca, hervid una onza de ella en medio raṭl de vino y bebedla, y si está seca, pulverizadla, tamizadla y tragad tres dirhams con vino, y todas las diferentes clases de cuajo, especialmente la de una liebre: tomad de medio dirham a un dirham y medio de lo que esté disponible en unos sorbos de vinagre, pues esto también contrarresta cualquier veneno. Además, todos estos remedios están fácilmente disponibles y son muy útiles.

EL CUARTO CAPÍTULO DE LA SEGUNDA PARTE

Sobre el régimen para alguien que sabe qué veneno tomó

Ya he dicho antes que sólo mencionaré aquellas sustancias del tipo que uno puede comer sin conocer su naturaleza específica o con las que puede asesinar fácilmente a alguien. Entre estas se encuentra la sangre de buey y es fácil asesinar a alguien con ella si se mezcla en un plato para espesarla o en una tortilla preparada con carne; es un veneno mortal. Y cuando alguien sabe que la sustancia con la que trataron de asesinarlo es sangre de buey, debe apresurarse a inducir el vómito por medio de cuajo y vinagre, y luego debe vomitar por medio de dos dirhams de natrón[47] y vinagre hervido. Después, debe tomar dos dirhams de semillas de col, un dirham de asafétida y un dirham de bórax, y tragarlo todo en vinagre hervido. Si lo vomita, eso es bueno, y si permanece durante algún tiempo en el estómago y luego pasa a los intestinos, también es bueno y lo salva. Luego debe purgarlo con agárico y hiera picra[48], de acuerdo con su edad y condición observada por el médico. Y luego debería tomar uno de los remedios que salvan vidas que mencioné en el capítulo anterior.

Dice el autor: si un médico hábil piensa en el tratamiento correcto de un paciente que ha tomado un veneno que es necesariamente fatal y con el que se puede asesinar fácilmente a alguien, se le hace evidente lo difícil que es dar con

---

47. Carbonato de sodio natural, muy hidratado, empleado por los antiguos egipcios en el proceso de momificación, aseo de viviendas y la higiene del cuerpo.
48. Electuario muy espeso en el que la miel es un ingrediente fundamental.

ello y lo lejos que está de realizar su aspiración. Una pequeña cantidad de venenos minerales, como el litargirio[49], el verdín y el arsénico, aunque su olor no sea perceptible en los productos alimenticios, cambia el color de una gran cantidad de alimentos, y la cantidad que se necesita de estos venenos para matar a alguien es grande.

Pero una pequeña cantidad de algunos venenos vegetales como el opio, aunque no cambie el color, sí cambia mucho el olor, mientras que otros venenos que no cambian de forma perceptible el olor ni el color, como la leche de las plantas de látex y el jugo del anacardo asiático, pueden producir un cambio claro en el sabor con una cantidad pequeña.

Junto a esta dificultad para los médicos, encontramos que algunos hombres son asesinados por sus mujeres por medio de la comida que toman y mueren después de uno o varios días, o sufren de algo mucho peor que la muerte, a saber, la elefantiasis supurante[50], que resulta en el desprendimiento de los miembros.

En todas las ciudades por las que he pasado he visto a algunos hombres sufrir esta enfermedad. Y lo que yo y otros hemos oído al respecto es demasiado para resumirlo aquí. Los médicos mayores que conocí me dijeron, en su propio nombre y en el de sus maestros, que habían investigado este asunto a fondo y con cuidado hasta que supieron por esas mismas mujeres adúlteras qué sustancia habían usado para asesinar a tal o cual, y sus historias son bien conocidas. Y supieron por ellas que la sustancia con la que habían tratado de asesinar a sus maridos era la sangre menstrual que recogían desde el comienzo de la menstruación, incluso una pequeña

---

49. Óxido de plomo cuyo nombre proviene del griego litargiros, término asignado por Dioscórides al material obtenido en el proceso de separación de plomo y plata por pirometalurgia
50. Complicación de la elefantiasis (o linfedema crónico) cuando se produce una infección en la piel engrosada y agrietada que puede generar secreción, pus y mal olor.

cantidad, que ponían en la comida y que luego causaba las aflicciones observadas. Esto es algo que no se menciona en ningún libro de medicina que leo con este fin. ¿Cómo, entonces, dedicar un capítulo al tratamiento de semejante tipo de envenenamiento? Del mismo modo, esos médicos me informaron que habían salvado a muchos hombres de esta aflicción al principio de su condición, después del tratamiento general, es decir, la emesis mencionada, por medio de los siguientes remedios simples y compuestos: cuajo, bórax, natrón, asafétida, semilla de col, cenizas de la higuera y jugo de las hojas de la morera. El médico debe administrar estos remedios, simples o compuestos, de acuerdo con la edad del paciente. No tengo experiencia en ninguna de estas cosas, pero consideré que era mi deber mencionar lo que sé al respecto para que otros puedan beneficiarse de ellas y probarlas lo mejor que puedan.

Del mismo modo, alguien que quiere protegerse de otra persona de la que sospecha, no debería comer de su comida hasta que el sospechoso coma primero una buena cantidad de ella. No debe contentarse con [verle] comer sólo un bocado, como he visto hacer a los cocineros de los reyes en su presencia.

También es fácil asesinar a alguien con cicuta y beleño negro. Cuando una persona sabe que este es el caso (que ha sido envenenada por una de ellas), debería apresurarse a tomar un poco de corteza de morera, hervirla en vinagre y primero inducir el vómito con ella y luego con leche. Luego debe terminar su terapia con lo que mencioné anteriormente en el tratamiento general.

Del mismo modo, el peso de un mithtqāl de trompeta del diablo[51] es fatal, especialmente la variedad india, que

---

51. También conocido como *Datura metel*, arbusto del mismo género que el estramonio; produce grandes flores en forma de trompeta de color blanco, amarillo o morado, muy vistosas y perfumadas.

es fría. Se dice que mata el mismo día con transpiración y respiración frías. Es un veneno común con el que se puede asesinar fácilmente a alguien, porque cambia el sabor, el olor o el color sólo en un grado imperceptible en los alimentos. Si alguien se entera de que lo ha ingerido, debe apresurarse a inducir el vómito con natrón, agua caliente y aceite de oliva; entonces debe comer mucha mantequilla clarificada; y luego debe beber mucho vino sobre el cual se espolvorea pimienta negra pulverizada y canela.

Mandrágora: algunas personas chupan su pulpa y no les hace daño; su cáscara y semillas son dañinas para todas las personas. A menudo he visto a mujeres y niños comerlo en su codicia e ignorancia acerca de su naturaleza, y sufrieron de las aflicciones mencionadas en la literatura médica, a saber, enrojecimiento e hinchazón del cuerpo, picazón y un estado de intoxicación. Su tratamiento es el mismo que el de alguien a quien se le dio a beber trompeta del diablo.

Y entre las cosas con las que se puede asesinar fácilmente a alguien están las moscas españolas[52], que causan ulceración de la vejiga urinaria y micción de sangre y un fuerte cólico e inflamación, y matan después de algunos días. El tratamiento: apresuraos a dejar que la víctima vomite con los eméticos generales como mencioné en el segundo capítulo de esta parte. Luego debe beber una decocción de higos secos, continuamente. Luego, dejadlo beber mucílago de zaragatona[53] (y el jugo de verdolaga común con julepe tiene un efecto similar) hasta que la inflamación disminuya. Luego se le debe

---

52. Especie de insecto coleóptero, también llamada cantárida, que alcanza de 15 a 20 milímetros de largo, de color verde oscuro brillante, que vive en las ramas de los tilos y, sobre todo, de los fresnos, y que se empleaba en medicina como irritante.
53. *Plantago psyllium*, planta herbácea natural de la zona occidental del Mediterráneo y sur de Asia. Su semilla contiene mucílagos, una sustancia viscosa que, en contacto con el agua, aumenta su volumen hasta cuatro veces, por lo que es un excelente laxante mecánico que actúa como lubricante que permite el deslizamiento de la materia fecal.

alimentar con leche y tharīda con mantequilla fresca, como mencioné en el capítulo sexto de la primera parte.

Entre las sustancias que se comen sin conocer su naturaleza se encuentran las trufas y los hongos. Estos dos tipos de alimentos son extremadamente malos y son consumidos en grandes cantidades por los pueblos de Occidente y Siria-Palestina. Cada uno de ellos tiene una variedad mortal, es decir, la variedad que tiene un color negro, o un color verde, o que huele mal. Pero incluso la variedad segura de estos dos tipos, si se usa durante mucho tiempo, produce angina de pecho, que conduce a la muerte o a un cólico grave. Si alguien come esta variedad segura, debe agregarle mucha pimienta negra y sal y beber mucho vino fuerte sin diluir después de ella. En cuanto a alguien que haya comido de él, se le debe dar a beber rápidamente una onza de gachas de cebada, dos dirhams de bórax y medio dirham de sal india, tan pronto como se desarrollen los síntomas. Debe esperar hasta que esto se haya asentado en su estómago y luego vomitarlo. Luego debe beber oximel con jugo de hojas de rábano y vomitarlo. Y luego se le debe dar a beber vinagre y sal y vomitarlo. Después, debe beber una gran cantidad de leche, esperar una hora y vomitarla. Luego, que beba vino puro poco a poco.

A las sustancias tomadas por error pertenece el tipo soporífero de solanácea negra[54], pues a menudo recetamos jugo de solanáceas negras entre los ingredientes que se deben tomar para las enfermedades de los órganos internos. Una de sus variedades que tiene semillas negras y que es soporífera a veces se toma por error cuando las semillas aún están verdes, antes de que se vuelvan negras. Al beber, causa inmediatamente sequedad severa, hipo y vómitos de sangre. Su trata-

---

54. *Solanum nigrum*, perteneciente a la familia de las solanáceas, una de las más grandes y extendidas, con más de 2.500 especies, entre las que se encuentran plantas comestibles como las del tomate, la berenjena, la patata o el pimiento y algunas muy tóxicas, como las ya citadas mandrágora, estramonio o beleño.

miento: apresuraos a dejarlo vomitar por medio de los eméticos generales que se han descrito antes. Luego que vomite por última vez por medio de agua y miel. Luego, que beba una gran cantidad de agua y miel. Cuando haya digerido algo de ella, debe tomar otro trago de agua y miel. Debería hacerlo durante un día y una noche. Y después, debería alimentarse como de costumbre.

Con un tratado de este tamaño, vuestro siervo ha ejecutado, en su opinión, suficientemente la orden que se le encomendaba. Que cumpla su propósito, si Dios —Quien es exaltado— lo permite.

Este es el final del tratado,
por la gracia de Dios, alabado sea Él.

BIBLIOGRAFÍA

BEN SASSON, M. (1992) *Maimonides in Egypt: The first stage*, Maimonidean Studies, 2, pp. 3-30.

BOS, G. y MCVAUGH, M. R. (eds.) (2009) *Maimonides, On Poisons and the Protection Against Lethal Drugs*. Provo, UT: Brigham Young University Press.

FERRARIO, G. (2017) *Maimonides, Book on Poisons and the Protection Against Lethal Drugs*, en N. G. SIRAISI (ed.) *Toxicology in the Middle Ages and Renaissance*. Amsterdam: Elsevier, pp. 31-42.

GOITEIN, S. D. (1980) *Maimonides, man of action, a revision of the master's biography in light of the Genizah documents*, en NAHON, C. y TOUATI, T. (eds.) *Hommage à Georges Vajda*. Louvain: Peeters, pp. 155-167.

ROSNER, F. (2002) *The life of Moses Maimonides, a prominent medieval physician. Einstein Quarterly Journal of Biology and Medicine*, 19(3), pp. 125-128.

Índice

نج